LA THERMOMÉTRIE CLINIQUE

SES VICISSITUDES, SES IMPERFECTIONS, SON AVENIR

Par le docteur A. VITAL,

A PROPOS

DU

PRÉCIS DE THERMOMÉTRIE CLINIQUE GÉNÉRALE

DU DOCTEUR PEDRO FRANCISCO DA COSTA ALVARENGA,

TRADUIT DU PORTUGAIS

PAR LE DOCTEUR LUCIEN PAPILLAUD (HENRI ALMÈS).

On ferait un gros traité des vérités pratiques et des règles excellentes connues et formulées par l'ancienne médecine, et dont l'art moderne a perdu le souvenir. La plupart des difficultés et des découvertes soumises aux sociétés médicales, depuis cinquante ans, y auraient leur place justifiée; et, selon toute apparence, bon nombre des discussions qui, pendant des siècles encore, seront consacrées aux difficultés et aux découvertes de l'époque, y trouveraient leur conclusion toute faite. L'œuvre aurait certes sa grande importance; elle ne restituerait pas seulement à la génération actuelle un riche héritage dommageablement délaissé, elle profiterait aussi à la dignité professionnelle et, peut-être, remettrait en honneur ce travail élevé auquel Hippocrate devait l'estime de Platon, auquel la médecine en général, jusqu'à la fin du dix-huitième siècle, a dû, près des hommes voués aux hautes spéculations de l'esprit, la considération particulière dont elle jouissait. Reste à savoir, il est vrai, si elle est réalisable aujourd'hui dans les proportions qui assureraient son autorité, s'il existe encore sur la terre de ces fidèles du vrai temple à la hauteur des difficultés qu'elle présente. Ce qu'il est permis d'assurer c'est qu'elle ne sera accomplie ni par les célèbres ou les opulents, ni par quiconque, en vue de la célébrité et de l'opulence, s'adonne au culte des Mécènes titrés et des faux dieux du jour. Celui-là seul serait à sa taille qui, livré sans réserve à l'étude des faits modernes et des faits anciens, à la coordination incessante du progrès et de la tradition, se serait par avance assigné pour récompense la joie de savoir et cette modeste glorification intérieure dont parle Torti « Restituto ægro, intra se modeste gloriari, exulare « et sibimetipsi dicere : hunc hominem certo pereuntem vere « servavi (1). »

Il n'y a pas à se faire illusion sur ce point ; le choix, pour quiconque a été libéralement doué, est entre une carrière lucrative et retentissante et la pure rémunération scientifique et morale. Moins que jamais on se flatterait de l'espérance d'arriver à temps pour tout. Telles sont, à notre époque, les exigences de l'observation proprement dite et la masse des idées et des matériaux à s'approprier, qu'à moins de leur donner la *brève vie* en son entier, on se condamne à ignorer une partie considérable de ce qu'il importait de voir et de connaître ; telles sont aussi nos mœurs misérables, que c'est à la sueur de son front, en y sacrifiant son activité et son originalité, qu'on acquiert des patrons d'abord et, plus tard, des prôneurs, le renom, l'autorité et enfin l'asclépion trois fois saint où l'encens s'honore de fumer. Les deux voies vont à des cieux différents et nul encore ne les a suivies à la fois l'une et l'autre. C'est parce qu'on s'est tourné si généralement vers la richesse et la vanité des distinctions que l'enseignement puissant de nos aïeux a pu se perdre ; et là encore est le motif qui autorise à douter que cet enseignement soit un jour repris et fouillé de façon à nous rendre tout ce que les siècles y avaient accumulé d'observation et de sagesse. Bien loin de ramener les esprits à cette source féconde de méditations et de comparaisons, les médecins de quelque célébrité en sont venus, depuis un siècle, à pratiquer près de leurs propres malades la seule observation que leurs relations, leurs fonctions et la culture acharnée de leur riche clientèle leur permissent. Ils

____

(1) *Therapeut. special*, t. I, p. 483.

voient sommairement, à fleur de regard, tout juste ce qu'il faut pour diriger le traitement qui leur est confié, et sans plus se soucier de ce que faisaient les anciens dans telle conjoncture épineuse qui se présente que de l'utilité dont leur pratique pourrait être pour la génération à venir. Rien de plus significatif à cet égard et de plus triste que ces paroles qui, si elles ne trahissent pas un secret reproche de conscience, restent incompréhensibles là où elles sont tombées ; helas ! et de quel nom illustre elles sont signées ! « Quotus-« quisque est qui hæc observationis tœdia devorare vellet? Qui lu-« culenta in praxi versantes optimam habent occasionem in hæc « inquirendi ægrorum numero sæpe obruuntur sic, ut, dum plu-« ribus adsunt, ad singulos minus attenti esse debeant. » (Van Sw., comment. in aphor. 587.)

Parmi les questions nombreuses où se révèle le dommage causé par l'oubli des travaux antérieurs, les plus frappantes pour le médecin un peu au courant des faits du passé, sont celles-là mêmes dont l'origine est le plus rapprochée de nous. On s'étonne, en suivant ces dernières à travers l'histoire, du peu de temps qu'il faut pour que s'effacent de la mémoire des hommes des idées fécondes, des observations capitales, des expériences nombreuses et bien conduites, Qui aurait dit en 1836, aux essais de mensuration thermique tentés a la Charité par M. Bouillaud dans la plupart des fièvres et des phlegmasies, que la thermométrie clinique avait ses titres de noblesse déja anciens et qu'à soixante ans à peine de distance elle avait été cultivée avec passion ? Il en était cependant ainsi.

Le thermomètre, qu'il ait pour inventeur Bacon de Verulam (1), Galilée, Sanctorius ou Van Drebbel, date de la fin du seizième siècle. Sanctorius bientôt lui donnait une forme qui en permettait, tant bien que mal, l'application au corps humain et s'en servait, ainsi que de l'hygromètre, en maintes recherches (2). Swammerdam, qua-

---

(1) Black, traduction de Coray, p. 271.

(2) *Commentar. in* 1 *Fen. primi libri canonis Avicennæ.* Venet. 1626 in fol. — Le thermomètre à boule d'air supérieure de Sanctorius, terminé par un tube plongeant inférieurement dans un réservoir indépendant et à liquide coloré, était à peine utilisable pour les observations. Sa graduation était arbitraire, et le degré auquel s'arrêtait lo liquide était dû pour partie à la pression atmosphérique pour partie à la chaleur de la main.

rante ans plus tard (1), puis Borelli (2), Guillaume Cokburne (3) l'u-
tilisaient soit dans leurs expériences sur les animaux, soit au lit des
malades ; et Boerhaave, enfin, l'introduisait à sa clinique (4). Les
observations thermométriques les plus variées se multipliaient en-
suite sur tous les points de l'Europe. Martine (5) voyait la chaleur
des fièvres intermittentes s'élever à 104° Fahrenheit (40 centig.) —
Schwenke (6) constatait 100° F. (37,38 c.) dans la fièvre quarte,
106 et 108 F. (41,11 et 42,22 cent.) dans les autres intermittentes et
102 F. dans la fièvre jaune. — Cleghorne (7) observait dans la pleu-
résie de Minorque 102 et 104 F. (38,89 à 40 cent.). Senac (8), Sau-
vages (9), Maty (10) et d'autres auteurs s'occupaient de recherches
analogues.

Haller, le premier, constatait dans les fièvres intermittentes la
coexistence d'une sensation pénible de froid et d'un excès de chaleur accusé par le thermomètre : « In febribus intermittentibus,
« sensus molesti frigoris cum vero ad thermometrum calore conjun-
« gitur, *uti dudum vidi*, et nunc consentientis mecum Ill. Haenii
« testimonium lætus video. » (*Physiolog.*, t. II, p. 307.)

De Haen donnait à ce fait ses véritables limites (11) et établissait,

---

(1) *De respirat.* p. 111. in 8° Lugduni Batavorum,

(2) *De motu animalium.* propos. 96.

(3) *Æcon. anim.* 1695, in 8°. p. 29 — *Sea diseases or a treatise of
their nature…..* in 8°, 1696.

(4) Boerhaave a fait paraître ses aphorismes en 1709, onze ans avant
l'invention par Fahrenheit du thermomètre qui porte son nom ; d'où
probabilité, nonobstant le commentaire de Van-Swieten sur l'apho-
risme 673, que le célèbre professeur de Leyde se servit soit du thermomètre de Newton, à l'huile de lin, inventé en 1701, soit de celui
d'Amontons, à 73 degrés, inventé en 1702, soit même de l'instrument
plus ancien de Florence, et qui, bien que supérieur à celui de Sanctorius, était encore fort défectueux.

(5) *Essays medic. and philosophic.* 1740, p. 132.

(6) *Hæmatologia experimentis passim superstructa.* 1743. p. 57 à 77.

(7) *Of Minorca*, p. 245. 1751. — Essays médic. and litterary of a so-
ciety at Edimb. t. II, art. 29.

(8) *De recond. feb……..*

(9) *De inflamm……..* Effets de l'air.

(10) Journ. brit. 1750, p. 447.

(11) *Rat. med.*, p. II, III, IV, VII, X et XI.

par des observations précises, qu'il est sujet à exception. Il entre-
voyait que le froid, quand il se manifeste chez un sujet en proie
à une chaleur surélevée, était attribuable à une offense particulière
exercée sur le système nerveux : « Sensum aliquem nervis ingratum
« pro frigore haberi ; » mais il se faisait une fausse idée et de cette
offense et de ses conséquences, et continuait à combattre le stade
de frisson par des boissons chaudes. A son aide de clinique, Pro-
chaska, il était réservé d'apprécier exactement le phénomène (1)
et de le rattacher à la série de ces actions réflexes qui, elles
aussi, après un demi-siècle d'oubli, devaient reparaître sur la
scène avec un air de découverte. De Haen, d'ailleurs, multipliait
ses déterminations. Il établissait à l'aide du thermomètre la loi des
exacerbations vespérines et des rémissions du matin, montrait l'erreur des sensations subjectives de chaleur et de froid et citait des
cas où la température des tissus s'était notablement accrue après
la mort.

Après de Haen, on peut citer encore Hunter, Currie, Frœhlich ;
—Hunter, dont plusieurs opinions sur la matière sont inadmissi-
bles, dont plusieurs résultats sont contestés, mais qui a formulé
cette proposition fondamentale, restée debout nonobstant les criti-
ques de M. Demarquay, à savoir « que le sang, à l'état de santé, a
« un maximum de température que rien ne peut élever, si ce n'est
« une affection générale ou constitutionnelle, et qu'une inflamma-
« tion locale ne peut qu'augmenter un peu la température de la
« partie malade (2) ; » — Currie et Frœhlich, qui ont fait de la ther-

---

(1) *Operum minorum anatomici, physiologici et pathologici argu-
menti*, p. II, c. iv, p. 156, 1800.

(2) Traduct. de Richelot, t. I, p. 437-447. Hunter, s'il avait ici la
parole, ne manquerait pas de faire observer qu'il appuie sa proposition
de faits et d'expériences dont il faut, bon gré, mal gré, tenir compte ;
que la température du rectum, chez le chien, très-sujette aux variations, est *habituellement* égale ou supérieure à 39° et qu'il ne suffit
pas de l'avoir trouvée à ce degré, *quarante heures* après l'établissement d'une plaie axillaire, pour conclure à l'existence d'une fièvre
provoquée. Il répondrait surtout que les pneumonies, pleurésies, rhu-
matismes articulaires et, plus généralement, les inflammations nées
en dehors de toute violence extérieure, ne sont pas aussi absolument
locales qu'on le prétend aujourd'hui, que la fièvre y précède toujours

mométrie au point de vue exclusif des affusions froides, le premier (1) attachant une grande importance à n'agir que sur des sujets dont la température était exagérée, le second (2) se servant d'une eau d'autant plus froide que ses malades présentaient une chaleur plus considérable. Mais, dès alors, le thermomètre était banni de la clinique ordinaire. Giannini (3) qui, à part quelques divergences, était enthousiaste des idées de Currie, rejette le thermomètre comme *dangereux*, *inconvenant* et *infidèle*, comme entraînant une grande perte de temps et confondant les deux chaleurs qu'il importe si fort de distinguer en certains cas : « *Calor ad sen-*« *sum* et *calor ad tactum*, » (T. I, p. 34 à 38 et note 5, p. 77 à 79.) Chomel déclare, comme Giannini, que la main est le *meilleur*, le *seul* instrument que la médecine puisse employer pour l'appréciation de la chaleur morbide et, faisant allusion aux affusions froides pratiquées à la manière de Frœhlich, il ajoute que le thermomètre ne peut obtenir une grande confiance (4).

Giannini savait encore que pendant le frisson des fièvres, le plus habituellement, la chaleur sous-dermique est réellement au-dessus de la normale, mais à la manière dont Chomel parle des perversions de la chaleur (5), il est visible que, de son temps, on ne s'en doutait plus. Comme confirmation de cette conclusion, on peut lire à la table analytique de Sprengel (6) cette parenthèse caractéristique « augmentation de la chaleur dans les phlegmasies et dans les « fièvres (*après le froid fébrile*) prouvée par le thermomètre. »

Pour se faire une idée de l'oubli profond où étaient tombés, en moins d'un demi-siècle, tant de travaux de thermométrie physio-

---

la localisation et doit nécessairement s'expliquer, à l'heure où elle débute, c'est-à-dire avant même que le frisson n'ait paru, sinon par l'hypérinose de l'École de Vienne, au moins par une condition générale quelconque.

(1) 1786-1805.

(2) 1826.

(3) *Della natura delle febri*, etc., 1805. Traduction par Heurteloup, 1808.

(4) *Dictionn. en* 30 *vol.*, art. Chaleur, t. VII, p. 212, 1834.

(5) Même article, p. 216.

(6) *Histoire de la méd.*, traduction par Jourdan, 1832, t. IX, p. 470, art. Thermomètre.

logique et clinique, il faut lire la discussion qui eut lieu à l'Académie de médecine de Paris, le 13 novembre 1838, à la suite du rapport de M. Piorry sur l'association, par Vallix, du thermomètre au stéthoscope (1). C'était l'époque d'ailleurs où le thermomètre allait enfin triompher des difficultés réelles et des prétendues impossibilités qui l'avaient écarté du lit des malades. Les recherches de M. Donné sur l'état du pouls, de la température et de la respiration dans les maladies (2) et celles de Breschet et Becquerel sur l'élévation de la température locale dans les parties enflammées (3) en marquent le début. Un peu plus tard étaient venues les observations de Bouillaud à la Charité (4), puis celles de Piorry à la Pitié (5), et enfin les remarquables constatations de M. Gavarret (6). Les observateurs de la renaissance, abandonnés à la pente naturelle des idées, avaient repris peu à peu, et sans s'en douter, la voie suivie par les premiers thermographes. MM. Donné, Bouillaud et Piorry en étaient au point de vue de Boerhaave ; Breschet et Becquerel recommençaient J. Hunter ; M. Gavarret, en constatant pendant le stade de froid de cinq accès tierces des températures axillaires de 38 à 40° et, dans trois frissons survenus à la fin d'une fièvre typhoïde compliquée de pneumonie, des températures de 39 à 40°, s'était placé à côté de Haller et de de Haen. Loin de nous la pensée de diminuer le mérite de ce dernier et de contester l'influence des faits qu'il a remis en lumière sur la reprise des travaux thermo-pathologiques. Qu'il nous soit permis cependant, au regard de ces passages de son exposé, « la « sensation de froid accusée pendant le premier stade d'un accès n'est « autre chose que le résultat d'une aberration de la sensibilité gé- « nérale, » puis « comment se fait-il que chez un malade qui gre- « lotte sous les épaisses couvertures de son lit pendant que sa peau « est à trois ou quatre degrés au-dessus de sa température normale, « il suffise, un instant après, d'une élévation d'un degré au plus dans

---

(1) *Bullet. de l'Acad.*, t. III, p. 218 et 219.
(2) *Archiv. génér.*, 1835.
(3) *Ann. des sc. natur.*, 1835.
(4) Passim dans les trois volumes de sa *Clinique médicale*.
(5) *Traité de diagnostic*, t. III, p. 33.
(6) Journal L'EXPÉRIENCE, t. IV, p. 22, 1839.

« son état thermométrique pour déterminer ce vif sentiment de cha-
« leur, etc. ? » qu'il nous soit permis, disons-nous, de tirer la conclusion qu'il a vu moins nettement et moins complétement que les
auteurs auxquels nous l'avons comparé. La lecture d'une seule histoire de de Haen et d'une seule page de Haller lui en aurait plus appris
que ses observations personnelles. Le « Rusticus octodecim anno-
« rum, etc., » de de Haen (*Ratio medendi*, p. XI, c. 1, ⅔ 3, p. 16),
chez qui le frisson de trois accès a été étudié, lui aurait enseigné
que si la chaleur est habituellement surélevée pendant le premier
stade des fièvres intermittentes, il n'en est cependant pas toujours
ainsi; et Haller lui aurait expliqué (*Physiol.*, t. II, p. 307) que le
froid des téguments, pendant ce stade, ne tient pas à une aberration
de la sensibilité générale (1), mais à l'état de vacuité des artérioles
superficielles « in interioribus arteriarum truncis motum super-
« fuisse qui calorem generaret, cum interim ad exteriores ramos
« nullus nunc sanguis perveniret. » C'est bien ainsi, en effet, que les
choses se passent.

En Algérie, par exemple, et en été, la température des pieds, des

---

(1) Piorry, *Traité de pathologie iatrique*, t. I, p. 408 et 409, prend
au pied de la lettre cette erreur commise par Gavarret et, s'appuyant
de Borsieri (qui a d'ailleurs des distinctions et des réserves dont il ne
tient pas compte), il ne peut s'empêcher de croire que la température
s'abaisse pendant la période du frisson fébrile. Il faut sortir de cette
confusion. Dans les fièvres intermittentes, dans les fièvres typhoïdes,
dans les fièvres éruptives, dans les fièvres à détermination locale, l'acte
premier de la maladie, sauf de rares exceptions qui seront spécifiées, est
une élévation de la température générale. Si, d'une part, la chaleur
va croissant d'une manière très-lente; si, de l'autre, le sujet n'est
soumis à aucune cause extérieure de refroidissement, le frisson, ou
froid fébrile, fait défaut. Dans les cas où ces deux conditions ne sont
pas satisfaites, le froid apparaît; il est borné au derme généralement;
il est dû à la contraction des artérioles superficielles et à leur quasi-
exsanguification. Ce froid est appréciable au thermomètre, il en dé-
termine l'abaissement; mais au moment où l'on constate sa réalité au
derme exposé et souvent, quoi qu'en ait dit Sénac, au voile du palais,
aux gencives, à la muqueuse bucco-pharyngienne, le thermomètre
axillaire s'élève à 40 et 42. Il y a donc surcroît de chaleur générale en
toutes fièvres; puis, sur cette chaleur exagérée, peut se greffer ou non
l'épiphénomène frisson ou le froid dermique.

mains, du bout et des ailes du nez, relevée deux heures avant le
début d'un accès, est supérieure de cinq à dix degrés à ce qu'elle
sera pendant le frisson , et son abaissement coïncide avec le héris-
sement des bulbes pileux, avec la pâleur ou la lividité du tégument,
c'est-à-dire avec l'état de vacuité des artérioles dermiques. Alors
même, il est vrai, l'aisselle marque 40 à 42°; mais cette région est
revêtue d'un derme mince et d'une grande laxité,peu pourvu, rela-
tivement, de fibres musculaires lisses et peu riche en vaisseaux ;
elle n'est point exposée et elle renferme le tronc de l'axillaire, en
sorte qu'elle exprime, en réalité, la température d'un sang qui vient
de sortir du ventricule gauche et qui n'a point encore eu le temps
de se refroidir. Il est incontestable, d'un autre côté, que la température de l'aisselle, par une exception non très-rare dans les fièvres
quartes, se trouve parfois au début, et même dans le cours du frisson, au-dessous du niveau normal, d'où la nécessité d'admettre que
le froid fébrile peut être déterminé par deux actions très-différentes
sur les vaso-moteurs : l'une réflexe, procédant des surfaces en rapport avec le monde extérieur, c'est le cas habituel; l'autre, qui ap-
partient aux exceptions, exercée directement par la cause pyrogène
sur les cellules d'origine desdits vaso-moteurs et qui est des plus
importantes à connaître, car les véritables algides (trop souvent con-
fondues avec les cholériformes) paraissent tenir souvent à ce que ces
cellules, soit primitivement, soit consécutivement, ont été impres-
sionnées d'une manière grave.

  La thermométrie clinique avait donc un passé qu'il eût été pro-
fitable de ne pas perdre de vue. Que si, par un privilége rare, elle a
eu sa renaissance, il reste prudent de la placer, quant à l'avenir, au-
dessus de toutes les éventualités d'un oubli nouveau. Or il ne suffit
pas, pour que ce résultat soit assuré, des vérités nombreuses qu'elle
a établies, des erreurs qu'elle a fait cesser, des secours qu'elle donne
chaque jour, au lit des malades, aux médecins qui la cultivent; il
faut surtout lui conquérir les esprits rebelles, la vulgariser, la rendre familière à tous, à l'égal de l'auscultation et de la percussion ; il
faut arriver à la faire pratiquer sans plus de perte de temps que ces
dernières et en rendre les notations, sur quelque point du globe
qu'elles aient été recueillies, rigoureusement comparables entre
elles. C'est là l'œuvre des professeurs de clinique et des écrivains
compétents. La France qui a publié, à des points de vue divers, de

nombreux et excellents travaux sur la matière, laisse fort à désirer
sous ces derniers rapports ; aussi est-ce un devoir pour la presse d'y
signaler l'apparition des écrits qui peuvent remplir cette lacune de
son enseignement. A ce titre, nous appelons l'attention sur le *Précis
de thermométrie clinique* de M. le professeur da Costa Alvarenga (de
Lisbonne), dont la traduction française est due à M. L. Papillaud.

Rien de plus complet, de plus méthodique, de plus lumineux que
l'œuvre de notre distingué confrère portugais ; rien de plus courant
et de plus limpide que la traduction qui nous la fait connaître. Le
professeur Alvarenga, après avoir fait l'histoire de la thermométrie
clinique depuis ses commencements jusqu'à nos jours et avoir exposé ses vicissitudes et ses progrès dans les différents pays, divise
son sujet en six chapitres.

Le premier, consacré à la température physiologique et aux modifications qu'elle subit, établit les limites entre lesquelles la chaleur
doit être considérée comme normale. Il fait connaître ses variations
générales et topiques, ses différences selon les âges, les sexes, les
régions, les heures de la journée où l'observation est prise ; enfin il
étudie l'influence qu'elle reçoit de la température ambiante, des climats, des saisons, des altitudes, de l'exercice musculaire, de l'ali-
mentation, du tempérament. Les questions controversées y sont pré-
sentées avec les plus grands détails et, sur plusieurs, l'auteur apporte
des observations personnelles dignes de méditation.

Le second chapitre, divisé en quatre paragraphes, traite successivement : 1° des conditions que doit offrir un bon thermomètre clinique, et du choix à faire parmi les modèles si nombreux inventés
depuis quelques années ; 2° des parties du corps auxquelles le thermomètre s'applique le plus convenablement ; 3° du mode d'application de l'instrument, des précautions à prendre et du moment auquel doit se faire l'annotation ; 4° des registres graphiques et de
l'étude comparative de la calorification, de la circulation et de la
respiration, à l'aide de cadres réunissant les courbes thermométrique, sphygmométrique et pnéométrique.

La thermopathologie remplit tout le troisième chapitre. Les variations de la température générale dans l'état pathologique, la classifi-
cation des maladies sous le rapport de la température, les types
divers que la chaleur morbide affecte, les périodes thermiques particu-
lières à chaque espèce pathologique et l'influence des lésions locales

phlegmasiques ou autres sur la température de la région et sur celle de l'organisme, y sont successivement passés en revue,

Dans le quatrième chapitre, l'auteur examine la fièvre et ses périodes, les températures hypophysiologiques et celles qui succèdent à la mort ou qui accompagnent la convalescence. Dans le cinquième, il suit pas à pas la marche générale de la température pathologique et ses rapports avec le pouls, la respiration, les sueurs, les modifications physiques et chimiques de l'urine, la nutrition, l'innervation, etc. Enfin il consacre le chapitre sixième et dernier à l'étude critique des théories de la chaleur pathologique. Après avoir brièvement exposé et jugé les doctrines qui ont régné à ce sujet depuis Hippocrate jusqu'à Hoffmann, Boerhaave et Cullen, il aborde les théories modernes *des centres nerveux* calorifiques, de l'action vasomotrice, des modifications primitives du sang et des combustions exagérées qui en seraient la conséquence, etc.

Tel est, dans son ensemble, le *Précis de thermométrie clinique du professeur Alvarenga*. Revenir sur toutes les questions qui y sont traitées, sur toutes les difficultés qui y sont résolues, sur les nombreux détails qui y sont donnés et qu'il faut connaître pour pratiquer la mensuration thermique avec fruit, serait refaire un volume. Nous devons nous borner ici à de courtes réflexions.

On ne saurait dire encore jusqu'où s'étendront les services que la thermométrie est appelée à rendre à la physiologie et à la médecine. S'il est vrai qu'elle n'atteint qu'une des particularités de la chaleur, qu'un accident, en quelque sorte, qui, après des milliers d'actions différentes ou contraires (oxydations complètes et incomplètes, dédoublements isomériques, métamorphoses, hydratations, transmissions et équilibrations de mouvements, etc.), vient se traduire en un point donné par tel niveau ou tel autre de l'échelle thermométrique; s'il est vrai que le résultat brut qu'elle saisit ne dévoilera jamais ni l'essence des phénomènes, ni les problèmes primordiaux dont la physiologie et la pathologie se préoccupent, il l'est aussi qu'elle seule permet de suivre dans ses oscillations et ses déviations le mouvement intime qui, après tout, est la vie. Elle n'arrive point aux causes; elle ne pénètre pas dans les détails infiniment complexes du mouvement, mais elle en apprécie l'ensemble, et la mesure qu'elle en donne, pour être une quantité indéterminée, pour avoir même à compter avec maintes causes perturbatrices, n'en est pas moins, en thèse générale, une expression fidèle. Pour ce seul fait, elle restera associée désormais, dans le champ des découvertes, au microscope et au réactif chimique; elle limitera la portée de leurs indications et assignera aux modifications matérielles qu'ils révèlent leur place dans les évolutions physiologiques et dans les processus morbides. Son intervention seule a éclairé formellement sur la marche des maladies, sur le moment et la signification du froid fébrile et des crises, sur le danger pour les trames et les liquides de l'organisme des chaleurs surélevées, sur l'action des agents aujourd'hui connus comme pyrogènes et antipyrétiques; elle seule résoudra une foule d'autres questions : sources intravasculaire et extravasculaire de la chaleur, tant dans l'état de santé que dans l'état de maladie, relation de l'une et de l'autre, division des maladies selon qu'elles tiennent à la lésion exclusive de l'une d'elles, ou à la lésion de l'une ultérieurement étendue à l'autre, ou à la lésion d'emblée de toutes deux, etc. Elle dira plus nettement encore que l'étude des constitutions médicales et le dosage du chlorure de sodium et de la plasmine concrescible contenus dans la masse du sang, si les pneumonies, les anthrax, les érysipèles ne sont rien de plus que des inflammations locales ayant pour point de départ exclusif l'irritation formatrice d'un groupe d'éléments histologiques. Que si ces inflammations locales sont tantôt la conséquence d'une dyscrasie sanguine, et tantôt, par les déchets qu'elles livrent à la résorption, la cause de cette dyscrasie, la thermométrie les dénoncera, les unes et les autres, par le rang que prendront dans le processus la fièvre et la lésion : les premières étant nécessairement précédées par les malaises généraux et la chaleur fébrile, les autres n'en pouvant être que suivies, puisqu'il est aujourd'hui certain qu'une élévation générale de température de deux ou même d'un seul degré ne saurait s'expliquer par le rayonnement du foyer inflammatoire.

Avant toutefois que la thermographie ait réalisé les espérances qu'elle fait concevoir, les médecins qui s'y adonnent auront dû se pourvoir d'une langue nouvelle, en harmonie avec la science acquise, et uniformiser leurs procédés.

On se convainc facilement, à la lecture des livres les plus nouveaux, des erreurs qu'un mauvais langage, en dépit des réserves et des conventions, introduit dans les idées. Tout le monde sait aujourd'hui que la chaleur n'est rien de plus qu'un mode particulier de mouvement et que, quand ce mode se produit, qu'il y ait intervention ou non de l'oxygène, processus de composition ou de décomposition, il y a, pour les nerfs sensibles en position de le percevoir, sensation de chaleur ; — tout le monde sait que deux systèmes, animés de mouvements vibratoires identiques par leur mode et différents par leur intensité, si leur sphère d'activité se pénètre, traduisent aussitôt leur mutuelle influence par une modification en plus et en moins, qui tend à mettre leurs mouvements en équilibre d'intensité ; — tout le monde sait enfin que le mouvement moléculaire peut se transformer, c'est-à-dire changer de mode, non se perdre..... Et cependant les savants eux-mêmes continuent à parler de combustion interstitielle, de comburant, d'oxydations génératrices de chaleur, de chaleur latente de dilatation, de capacité calorifique, de chaleur emmagasinée sous forme de carbone, de température propre aux organismes, de rayonnement, de conductibilité, etc., toutes expressions qui consacrent la matérialité de la chaleur, sa conservation substantielle dans les corps ou, au contraire, sa transmission et sa diffusion en nature. Personne ne veut inventer le mot ou recourir à la périphrase qui, partout et toujours, substitueraient l'idée exacte à l'idée fausse, et les explications mythologiques continuent d'avoir cours, et le fait essentiel, qu'il s'agit par-dessus tout d'étudier dans ses conditions physiologiques et dans ses variations anormales, continue à rester voilé. Les malentendus vont beaucoup plus loin qu'on ne serait d'abord porté à le penser, et, encore une fois, la seule manière d'en finir avec eux est de supprimer le langage qui les perpétue.

En ce qui touche à l'uniformisation des procédés thermographiques, son importance se révèle d'elle-même. Elle est la condition *sine qua non* de la coordination ultérieure des résultats obtenus sur les divers points du globe ; mais elle exige l'entente préalable de tous les médecins, sans acception de nationalité et, vraisemblablement, les discussions approfondies des congrès médicaux, auront, seules, le pouvoir de la réaliser. Le précis du professeur Alvarenga y aura cependant aidé en rapprochant les observations du Portugal, de la France, de l'Angleterre, de la Suisse, de l'Allemagne, et en démontrant les écarts parfois considérables qui dérivent des circonstances accessoires de l'opération. Un jour peut-être nous suivrons notre distingué confrère dans tous les détours de cette question complexe ;

nous devons nous en tenir aujourd'hui aux points essentiels par lui examinés : choix de la région à interroger, choix de l'instrument, choix des heures où il convient d'observer, durée de l'application du thermomètre.

Choix de la région. — Il est déterminé par le but même qu'on se propose. Pour la mensuration des températures topiques, c'est au lieu même qui intéresse, et avec toutes les précautions connues, que le réservoir thermométrique s'applique. Quand il s'agit d'apprécier la chaleur générale d'un organisme donné, ou, ce qui revient au même, la chaleur moyenne du sang qui y circule, il y a lieu, tout d'abord, d'exclure les régions dépendant d'un appareil qui les soumet à des alternatives d'activité et de repos, les régions avoisinées de trop près par des organes à fonctions propres, les régions qui confinent à un foyer phlegmasique, et celles insuffisamment garanties contre la température du milieu. Choisir une de ces régions comme siége d'exploration, serait entacher, presque certainement, le chiffre thermométrique fourni par l'organisme d'un autre chiffre dû à l'activité variable de la région ou des organes voisins, dû au foyer inflammatoire ou à l'air ambiant. Aussi s'explique-t-on mal la préférence de quelques thermographes pour le rectum et pour le vagin. Sans parler de la répugnance provoquée chez le plus grand nombre des sujets, de la difficile lecture de l'instrument et de l'anarchie qu'introduit dans l'ensemble des renseignements un mode d'interrogation qui, manifestement, ne peut être généralisé, le rectum et le vagin donnent des indications variables selon que la digestion est à son terme ou en pleine activité, que l'intestin renferme ou non des matières fécales, que la vessie est à l'état de plénitude ou de vacuité, qu'il y a repos utérin ou, au contraire, soit préparation, soit écoulement des menstrues, que des excitations génitales plus ou moins récentes se sont produites, etc. Le rectum n'est admissible comme règle que chez les très-jeunes enfants et, comme exception chez les adultes, que dans les cas où il s'agit de comparer le tégument externe et la muqueuse rectale au point de vue de leur température et de la compensation inverse qu'ils affectent l'un par rapport à l'autre. La bouche, de son côté, suivant que la respiration est facile ou gênée, que les narines sont libres ou obstruées, que la muqueuse buccale est le siége d'une surélévation locale de température, comme dans maintes fièvres, ou d'un abaissement local de chaleur, comme dans le stade du froid fébrile, que le sujet a sa connaissance ou non, la bouche est un lieu d'examen convenable ou défectueux, accessible ou impraticable. En somme, elle ne saurait devenir le siége exclusif d'exploration d'où doit sortir l'homogénéisation des résultats thermo-pathologiques. C'est l'aisselle, à tous les égards, qui, sauf deux circonstances très-exceptionnelles, mérite la prédilection des observateurs. Il est clair que si son émaciation n'y permettait pas l'application convenable du thermomètre, on n'y obtiendrait que des indications tout à fait erronées, et qu'on aboutirait à des erreurs en sens inverse si on l'interrogeait alors qu'une phlegmasie voisine élève artificiellement sa température (1).

Choix de l'instrument (2). — Les thermomètres fournis par le commerce sont presque toujours défectueux. Soit mauvais calibre des tubes, soit insuffisance de l'asséchement préalable à l'introduction du mercure, soit graduation pratiquée hâtivement et avant que les molécules du verre soient revenues à un état d'équilibre stable, ils diffèrent généralement entre eux de quelques dixièmes de degré à 2 degrés entiers, et cette différence porte tantôt sur toute la longueur, tantôt sur un tronçon seulement de leur échelle. On comprend les inexactitudes graves que de pareils vices de confection introduisent nécessairement dans les observations, et de combien il s'en faut, par suite, que soient comparables de tous points les chiffres recueillis d'un établissement à l'autre et, *à fortiori*, sous des climats divers. La question industrielle domine ici de si haut la question scientifique qu'elle exige une sérieuse attention; elle semble ne pouvoir être résolue, quant à la France, que par une résolution prise en congrès, et brevetant spécialement, après concours, un fournisseur dénommé. Sans doute, alors, les soins faciles, mais très-

---

(1) Personne n'hésite à croire qu'un anthrax, un phlegmon, un érysipèle de l'épaule ou du creux axillaire ne surélèvent la température de l'aisselle; mais il est particulièrement intéressant de rappeler l'influence, à cet égard, des pneumonies et surtout des pneumonies du sommet. Nos observations propres confirment, plus ou moins, sur cette question, celles de H. Roger, *loc. cit.;* de Hardy, thèse 1855; de Gubler, Union médic. 1857, et de Lépine, Gaz. méd. de Paris, 1868.

(2) Il n'est parlé ici ni des thermomètres de Walferdin, ni des aiguilles thermo-électriques, dont la précision est extrême, mais qui sont inapplicables aux malades.

minutieux, qui assurent l'exactitude rigoureuse des instruments, cesseront d'être négligés, et l'on obtiendra à bas prix des thermomètres appropriés à l'observation courante, simples et corrects. Le fabricant Leyser (de Leipzig) est actuellement le seul en Europe, selon la conclusion très-motivée du professeur Alvarenga, qui en fournisse de tels. Que l'on ait recours à celui de ses instruments divisé en dixièmes, du 45ᵉ au 22ᵉ degré, ou à celui divisé d'abord en cinquièmes du 48ᵉ au 20ᵉ, puis en degrés entiers du 20ᵉ à zéro, tous les exemplaires, à part une légère différence de sensibilité, en sont exactement comparables.

Choix des heures d'observation. — Les variations nycthémérales que subit la chaleur animale ont donné lieu à des opinions et à des formules plus ou moins divergentes. Pour tous les thermographes cependant, elles se rattachent à deux périodes générales, l'une d'ascension graduelle ou diurne, l'autre de décroissance graduelle ou nocturne, dont la différence maximum, à l'état physiologique, est d'un degré plein environ. On tomberait en de graves erreurs, par suite, si l'on croyait pouvoir comparer entre eux les chiffres thermométriques quels qu'ils fussent et à quelque heure qu'ils aient été relevés. Il est démontré, d'autre part, que l'influence du repas et de certains médicaments accidente passagèrement les deux courbes ascensionnelle et décroissante, en sorte qu'il convient de prendre l'observation soit avant toute ingestion alimentaire ou médicamenteuse, soit après que l'effet s'en est éteint. Le professeur Alvarenga préconise quatre moments, à savoir : de six à sept et de dix à onze heures du matin ; de trois à quatre et de six à sept heures du soir. Il adopte pour les observations biquotidiennes le premier et le troisième ou le deuxième et le quatrième, et recommande de varier le nombre et les moments des mensurations selon le but que l'on en a vue. Sa manière, dans un établissement où les repas se prennent à huit heures du matin, midi et sept heures du soir, est conforme, en définitive, à la règle que nous venons de poser.

Durée de l'application du thermomètre. — La température animale n'est jamais stable. En dehors des irrégularités sans importance qui l'affectent de minute en minute, elle obéit incessamment à l'un ou à l'autre des mouvements nycthéméraux. Comment, dès lors, saisir son degré précis à un moment donné, et ne maintenir l'application du thermomètre ni plus ni moins de temps qu'il ne faut? Cette difficulté a reçu deux solutions. Plusieurs observateurs ont cru y pourvoir en combinant une durée invariable d'application et une correction invariable de la hauteur trouvée. De Haen, par exemple, laissait le fahrenheit dans l'aisselle pendant sept minutes et demie, et au chiffre alors obtenu ajoutait 2 degrés. Bœrunsprung, il y a vingt ans, s'était arrêté à une demi-heure d'application et à l'addition, au niveau noté, de deux dixièmes centigrades. De nos jours, on estime essentiel de ne placer l'instrument qu'après l'avoir amené à une température voisine de 37 degrés, de le tenir en position tant qu'il monte et de relever sa hauteur pure et simple quand il est resté stationnaire depuis trois à cinq minutes. Cette règle, à laquelle se rallie le docteur Alvarenga, est en réalité excellente comme pratique générale, mais elle ne satisfait pas à tous les cas, et, en particulier, aux deux suivants :

1° Il arrive de rencontrer des sujets chez lesquels, après une série d'accès rémittents ou intermittents, le tégument reste décoloré et, dans l'aisselle même, malgré l'emploi de toutes les précautions recommandées, ne fait monter le thermomètre qu'à 36 degrés ou 36°,1. Ce chiffre cependant n'est point celui de la température moyenne du sang; il est particulier au derme, et l'on en acquiert la preuve si, l'instrument étant saisi par la tige, on en applique alternativement le réservoir contre la paroi axillaire, avec force ou faiblement. La pression forte élève le mercure, en une minute environ, de 3 à 7 dixièmes de degré; la pression faible l'abaisse d'une fraction égale; et l'expérience, répétée plusieurs fois coup sur coup, reproduit toujours le même résultat. Le derme est donc à une température et le tissu sous-dermique à une température autre et plus élevée; le thermographe a donc à relever deux chiffres différents et ayant chacun leur signification à part.

2° Le second cas, plus fréquent que le précédent, s'observe dans le cours ou à la défervescence de plusieurs maladies, et en particulier chez les vieux fébricitants, dans les jours qui suivent les accès intenses. Le thermomètre ici n'est point influencé par la pression faible ou énergique de son réservoir sur les parties molles, mais il monte avec une lenteur notable et s'arrête définitivement à un niveau hypophysiologique. Ces allures sont-elles à ce point insignifiantes que ni la clinique ni la thermographie n'aient à en tenir compte? Nous croyons, tout au contraire, que la détermination de leur cause prochaine serait capitale pour la pathogénie comme pour la thérapeutique. Sans doute, on peut n'y voir que le résultat d'une modification purement physique : chaleur spécifique, comme on dit, coefficient de conductibilité, en un mot affaiblissement des mouvements moléculaires de l'organisme et transmission à la colonne mercurielle de vibrations moins amples ou moins rapides ; mais, plus vraisemblablement, elles sont imputables à une modification chimique, à un ralentissement des actes interstitiels de composition et de décomposition (1), lequel, à son tour, obéit à une cause ignorée. Bien que le moment ne soit pas venu de rien affirmer à ce sujet, il est permis cependant de pressentir les points dont la vérification intéresse la solution du problème. Or les cas qui nous occupent ne sauraient, même de très-loin, être rattachés au groupe de ces fièvres où un froid de marbre survenu inopinément, sans évacuations et au milieu d'une chaleur exagérée, est lié tantôt à une circulation très-appréciable quoique affaiblie, tantôt à une circulation presque insensible (2). Ils ont leur racine, à peu près certainement, dans un appauvrissement particulier du sang : diminution des principes hydrocarbonés ou albuminoïdes, amoindrissement simultané des carbonates et des phosphates alcalins, ayant cet effet d'affaiblir le coefficient d'absorption du plasma sanguin pour l'acide carbonique, et de ralentir le mouvement par lequel ce gaz cède à l'oxygène la place qu'il occupe dans la trame des tissus, etc., etc. (3).

Sans insister sur une interprétation qui a besoin, manifestement, d'être étudiée dans ses détails et précisée, nous nous bornerons à conclure que le jour où elle se présentera avec les caractères de la certitude, sa portée pratique sera considérable et que, dès lors, le fait des températures à la fois subnormales et lentes à se traduire au thermomètre est de ceux que le thermographe ne saurait négliger.

---

(1) A ce point de l'analyse des phénomènes, combien, au reste, les actes dits physiques et ceux dits chimiques sont près de se confondre !

(2) La méditation des faits cliniques laisse la conviction que l'algidité dans les fièvres dépend soit d'une lésion de l'innervation cardiaque (vaso-moteurs des vaisseaux pariétaux ou nerfs musculaires), soit d'une lésion des cellules d'origine du système vaso-moteur général.

(3) Fernet, Thèse de la Fac. des sc. de Paris, 1858.

www.ingramcontent.com/pod-product-compliance
Lightning Source LLC
LaVergne TN
LVHW050253030726
842520LV00006B/2344